AF300330

CONTRIBUTION

A

L'ÉTUDE DE LA TENSION ARTÉRIELLE

DANS LES

AFFECTIONS CARDIAQUES

PAR

LE Dr J. DANTHONY

LYON

IMPRIMERIE PITRAT AINÉ

4, RUE GENTIL, 4

1881

CONTRIBUTION

A L'ÉTUDE

DE LA

TENSION ARTÉRIELLE

DANS

LES AFFECTIONS CARDIAQUES

LYON. — IMPRIMERIE PITRAT AINÉ, RUE GENTIL, 4.

CONTRIBUTION

A

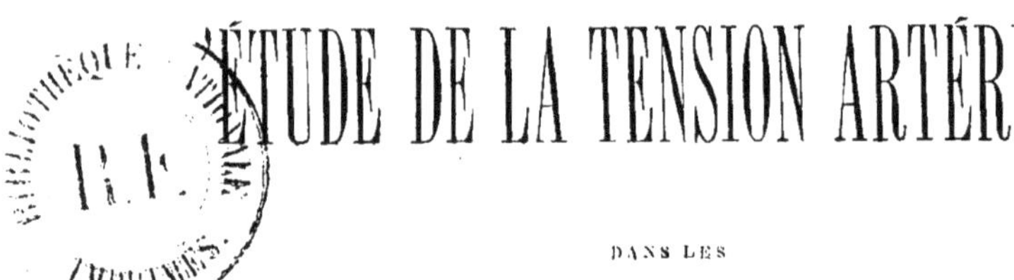

ÉTUDE DE LA TENSION ARTÉRIELLE

DANS LES

AFFECTIONS CARDIAQUES

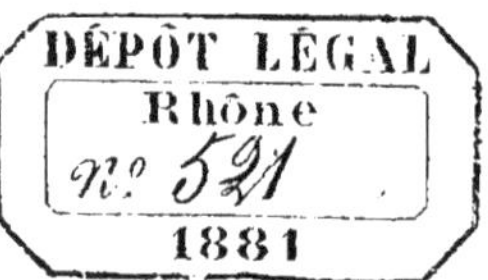

PAR

LE Dʳ J. DANTHONY

LYON

IMPRIMERIE PITRAT AINÉ

4, RUE GENTIL, 4

1881

CONTRIBUTION

A L'ÉTUDE
DE LA
TENSION ARTÉRIELLE
DANS
LES AFFECTIONS CARDIAQUES

Depuis longtemps, les médecins ont senti le besoin de déterminer, avec plus de précision qu'on ne le fait par la simple application du doigt, le degré de dureté ou de mollesse, de plénitude ou de vacuité du pouls, bref, ce que, dans le langage scientifique moderne, on appelle l'état de la tension artérielle. Malheureusement la détermination exacte de cette tension est un désidératum difficile à réaliser.

C'est une erreur de croire que l'examen d'un tracé sphygmographique permette de l'apprécier avec quelque certitude : la brusquerie de la ligne d'ascension, les divers accidents de la ligne de descente, ont le défaut, par cela même qu'ils nous renseignent seulement d'une manière indirecte, de nous fournir des indications non seulement très peu précises, mais encore fort équivoques. Pour n'en donner qu'un exemple, on croyait jusqu'à ces derniers temps qu'à un dicrotisme bien prononcé correspondait nécessairement une tension faible. Or on verra plus loin qu'il n'en est pas ainsi, et que dans la fièvre, où le dicrotisme existe toujours, la tension peut être forte.

Le degré de pression qu'il faut imprimer au ressort du sphygmographe pour obtenir un tracé d'amplitude *maxima*, peut-il servir à apprécier l'état de la tension ? quelques médecins l'ont pensé, et, pour apprécier d'une manière plus précise le degré de tension du ressort ils ont songé à ajouter au sphygmographe un cadran muni d'une aiguille indicatrice de cette tension ; mais ce n'est là qu'une fausse précision, car indépendamment de l'épaisseur variable des parties molles qui joue un si grand rôle, l'effort exercé par le sang sur le ressort, tient non seulement à la tension à l'intérieur du vaisseau, mais dépend également de la plus ou moins grande étendue de la paroi vasculaire sur laquelle agit cette pression, c'est-à-dire de la grosseur du vaisseau exploré. Comme le dit M. Marey, si un anévrisme résiste à une compression de plusieurs kilogrammes, tandis que 100 grammes suffisent à aplatir l'artère radiale du sujet porteur de la tumeur, est-ce à dire que la pression du sang est plus grande dans la poche que dans le vaisseau?

Sans se préoccuper suffisamment de cette inévitable cause d'erreur, Waldenburg construisit un appareil dont la partie essentielle est un ressort dont la force est connue à l'avance et qui est en contact médiat avec l'artère au moyen d'une pelote solide[1].

Il consiste en une tige verticale rigide se terminant à la partie inférieure par une petite pelote destinée à être placée sur l'artère radiale. Cette tige verticale s'articule par sa partie supérieure à l'une des extrémités d'un levier horizontal, qui se meut sur un point fixe ; l'autre extrémité de ce levier horizontal est munie d'une aiguille qui par ses oscillations indique les mouvements communiqués à ce levier par la tige rigide dont la pelote repose sur l'artère radiale.

A l'extrémité du levier articulé avec la tige rigide se trouve un ressort vertical qui par son autre extrémité adhère à une vis mobile verticalement dans un écrou fixe. Si maintenant on abaisse la vis, et que la pelote soit en contact avec un corps résistant, le ressort va se raccourcir. Or, comme la force du ressort est déterminée à l'avance, en d'autres termes, comme on sait combien il faut de grammes pour le raccourcir d'un millimètre, on tire facilement de l'étendue du raccourcissement la force de la résistance. Si la pelote est appliquée sur l'artère radiale, le vaisseau va opposer une certaine résistance, le ressort va se raccourcir et cela d'autant plus que la tension sera plus forte.

Dans l'instrument de Waldenburg, il faut un poids de 100 grammes pour raccourcir le ressort de 1,125. Pour réduire au minimum l'épaisseur des parties molles,

---

[1] M. Lépine a fait connaître cet appareil, dont le mode de fonctionnement est assez difficile à comprendre dans une revue critique publiée en 1877 dans la *Revue mensuelle*. L'intelligence de la description est facilitée par un dessin schématique.

Waldenburg comprime quelque temps avant d'appliquer la pelote, avec un corps dur, un morceau de bouchon par exemple, fixé par quelques tours de bande fortement serrés.

Le vice de semblables instruments que j'ai signalé plus haut d'après M. Marey, à savoir le volume variable de l'artère radiale, ce qui ne permet pas d'avoir des résultats comparables chez différents sujets, doit-il les faire rejeter d'une manière absolue ?

Répondant à cette question, M. le professeur Lépine fait remarquer « que les artères radiales de deux sujets sont loin de différer autant entre elles qu'une artère et le sac d'un anévrisme. M. Marey se plaçant au point de vue scientifique, a parfaitement eu raison de montrer l'importance d'une condition dont on ne tenait pas suffisamment compte ; mais peut-on se priver en clinique d'un moyen d'investigation par ce seul fait qu'il renferme une cause d'erreur ? Il faut chercher à déterminer ses limites, à les restreindre et ne pas renoncer trop facilement aux instruments, quelque imparfaits qu'ils soient, qui nous permettent d'étendre le champ de notre investigation[1]. »

L'erreur résultant du volume variable de l'artère est d'ailleurs sensiblement atténuée par l'emploi d'une pelote liquide qui embrasse mieux le vaisseau : aussi l'instrument récemment construit par M. Basch représente-t-il un réel progrès. Là ne se borne pas d'ailleurs le perfectionnement apporté par M. Basch, il a supprimé le ressort, il met directement en rapport le contenu de la pelote liquide avec un véritable manomètre à mercure. Comme avec l'appareil de Waldenburg, en faisant de la contre-

____

[1] *Revue mensuelle*, 1877.

pression on arrive à supprimer les pulsations artérielles ;
ce résultat une fois obtenu, on n'a qu'à lire la hauteur
de la colonne mercurielle sur le manomètre.

Toutefois, pour pouvoir admettre que la tension d'un
vaisseau est égale à la contre-pression nécessaire pour
arrêter les battements et affaisser les parois de celui-ci,
faut-il que la rigidité de la paroi soit assez faible pour
que les erreurs provenant de ce fait puissent être négligées. A cet effet, M. Basch a mesuré directement la résistance de l'artère radiale. De ces recherches il résulte
que quand le vaisseau est sain, cette résistance fait équilibre à une colonne mercurielle mesurant de 1 à 3 millimètres de hauteur ; dans les cas d'athérome, la colonne
mercurielle n'a jamais dépassé 5 millimètres, ces chiffres
sont assez faibles pour pouvoir être négligés.

M. Basch a expérimenté son appareil sur six animaux ;
une artère était mise à nu, et, soutenue par un plan résistant, la pelote liquide était appliquée sur cette artère.
L'auteur a constaté qu'au moment où cessaient les battements de l'artère, la pression qui existait dans la pelote
liquide était égale à la pression sanguine directement
mesurée au moyen du manomètre.

Les causes d'erreurs entraînées par l'interposition de
la peau entre l'artère et la pelote liquide peuvent être
négligées, cette interposition de la peau n'entraînant
pas de grands changements dans les résultats. Il n'en
est pas de même au contraire et les résultats sont alors
très différents suivant que le vaisseau repose, ou non, sur
un plan résistant.

Chez l'homme, nous avons des causes d'erreur inévi-
tables telles que la situation défavorable de la radiale,

l'épaisseur des téguments, la rigidité de l'artère qui varient d'un sujet à un autre ; causes d'erreur qui empêchent certainement de comparer entre elles les tensions prises chez différents sujets ; mais chez un même individu, où les conditions sont toujours les mêmes, on pourra parfaitement observer les variations survenues d'un jour à l'autre dans l'état de la tension sanguine et en tirer certaines indications. Voilà le principe de l'appareil de M. Basch[1] ; quant à sa disposition, il consiste en un tube de verre gradué en centimètres et exactement calibré dans toute sa longueur ; à ce tube est soudé un renflement à demi rempli de mercure qui constitue la petite branche du manomètre, le tube réprésente la grande branche. La partie inférieure du manomètre est entourée d'un cylindre de verre monté sur une douille métallique et qui se fixe sur le tube, un peu au-dessus de la cuvette ; ce cylindre, terminé en bas par une section oblique, est fermé par une mince feuille de caoutchouc très lâche. Le cylindre et la moitié supérieure du renflement ovoïde communiquent librement et sont exactement remplis d'eau, de façon à maintenir la membrane dans un état de tension très modérée. C'est cette membrane qui constitue la pelote et qui va transmettre par l'intermédiaire de l'eau qui la tend la pression à la surface du mercure dans la cuvette. Nous n'avons pas eu à notre disposition l'appareil de M. Basch ; mais il nous semble qu'il a été heureusement simplifié par M. Zadek[2].

Celui dont je me suis servi et qui a été construit par

[1] Homolle, *Revue de Médecine*, 1881.
[2] *Zeitschrift für klinische Medicin*, II, 1881.

M. Lépine, diffère très peu de ce dernier. Voici en quoi il consiste : c'est un manomètre à mercure ordinaire ; à l'une des branches de ce manomètre est adapté un tube en caoutchouc terminé par un doigt de gant en caoutchouc d'épaisseur moyenne ; le tube et le doigt de gant formant pelote sont remplis d'eau : à la partie moyenne de ce tube se trouve un ajustage mis en communication avec une seringue qui est également remplie d'eau, ce qui permet en enfonçant et en retirant alternativement le piston de la seringue, d'augmenter ou de diminuer à volonté la pression dans le manomètre. (Voir la planche à la fin de cette thèse).

Afin de me rendre compte du degré de confiance que mérite cet appareil, j'ai expérimenté sur un chien de la manière suivante : la fémorale de chaque côté a été mise à nu ; sur l'une d'elles, on a appliqué la pelote liquide qui termine l'appareil ; on a constaté à plusieurs reprises en augmentant et en abaissant la tension dans l'appareil, que les battements cessaient dans l'artère quand le manomètre indiquait une pression de 14 cent.

Ceci fait, on a adapté à la branche du manomètre restée libre un tube en caoutchouc rempli d'une solution de sulfate de soude et terminé par une petite canule de verre destinée à être introduite dans l'artère fémorale du côté opposé ; cette opération pratiquée avec toutes les précautions usitées en pareil cas a donné les mêmes résultats que lorsqu'on expérimentait avec la pelote, c'est-à-dire que dans ce cas le sang de l'artère, mis directement en contact avec le mercure par l'intermédiaire de la liqueur alcaline, a fait équilibre à une colonne mercurielle mesurant 14 cent. de hauteur.

Cette expérience démontre la justesse des indications données par l'appareil ; une expérience semblable avait d'ailleurs été faite par M. Zadek, et elle lui avait prouvé aussi que les indications fournies par la pelote liquide sont sensiblement conformes à celles que fournit le manomètre. Il importe cependant de ne pas se faire d'illusion : la cause d'erreur indiquée par M. Marey et sur laquelle nous avons déjà insisté n'est pas pleinement écartée, on peut contester à bon droit qu'en raison du volume variable de l'artère radiale, de l'épaisseur variable des parties molles chez différents sujets, on ne puisse pas établir de comparaison entre leurs tensions respectives ; mais chez un même individu où les conditions d'examen sont toujours les mêmes, on pourra parfaitement se rendre compte des modifications qui peuvent survenir dans l'état de la tension artérielle. Les recherches de M. Zadek ont porté sur l'état physiologique et sur quelques malades.

A l'état physiologique, cet auteur a trouvé que la tension peut varier entre 120 et 140 millimètres de mercure, qu'elle est de quelques millimètres plus élevée l'après-midi et qu'elle s'abaisse un peu vers le soir. Dans l'état fébrile, M. Zadek l'a trouvée en général élevée. C'est là un résultat inattendu. On croyait savoir, depuis les travaux de M. Marey, qu'en raison de la dilatation des vaisseaux périphériques la tension s'abaisse dans la fièvre, et l'existence du dicrotisme semblait témoigner dans ce sens.

D'après M. Lépine[1], la contradiction est plus apparente

---

[1] *Leçons inédites.*

que réelle; ce qui est augmenté dans la fièvre, c'est l'impulsion cardiaque, c'est par conséquent la force de l'ondée ventriculaire, en d'autres termes, c'est la tension artérielle pendant la diastole de l'artère. C'est ce que constate l'instrument, lequel n'indique (ainsi qu'on peut s'en convaincre en réfléchissant aux conditions de son fonctionnement) que les tensions pendant la diastole. Mais rien ne prouve qu'il en soit de même pendant la systole artérielle, moment pendant lequel l'instrument ne nous fournit aucune indication. Tout porte à croire au contraire qu'à ce moment, en raison de la cause invoquée plus haut, la tension s'abaisse d'une manière fort notable, comme dans l'insuffisance aortique. Il est donc permis de dire, bien que l'instrument semble nous contredire, que d'une manière générale la tension est abaissée dans la fièvre; seulement il faut s'entendre et comprendre la tension moyenne, c'est-à-dire la tension intermédiaire entre la tension au moment de la diastole artérielle et au moment de la systole artérielle.

Quand M. Zadek dit que la tension est élevée dans la fièvre, il a le tort de ne pas expliquer qu'il s'agit de la tension pendant la diastole [1].

Le mémoire de M. Zadek renferme encore quelques recherches, mais qui ne rentrent pas dans notre sujet.

Ce mémoire a été bientôt suivi d'un autre de M. Christeller, fait sous l'inspiration de M. Jacobson et qui traite

[1] Tout récemment sur un malade atteint de fièvre typhoïde du service de la clinique, M. Lépine a pu se convaincre de l'élévation de la tension pendant la fièvre. La température dépassait 40° et la tension 20 cent de mercure. Comme l'avait indiqué M. Zadek, la tension s'est abaissée après un bain froid; quelques jours plus tard, la température étant restée élevée, l'artère était devenue vide et la tension avant et après le bain n'atteignait pas 9.

du même sujet que nous : des variations de pression dans les maladies du cœur [1]. Ses résultats ne différant pas notablement des nôtres ; nous pouvons nous dispenser de l'analyser ; nous préférons donner en détail nos observations recueillies avec tout le soin dont nous avons été capable.

OBSERVATION I. — *Athérome artériel, insuffisance aortique, hypertrophie du cœur. Néphrite interstitielle légère. Pleurésie gauche. Affaiblissement progressif de l'énergie cardiaque, disparition du souffle diastolique de l'insuffisance aortique, diminution de la tension artériel!e. Mort par syncope.*— Salle Sainte-Elisabeth, 4 (service de M. LÉPINE).

Benoît M..., cinquante-six ans, coffretier, antécédents héréditaires nuls, pas de syphilis, excès alcooliques. Ce malade a toujours joui d'une bonne santé jusqu'à il y a environ un an, époque à laquelle il eut une légère bronchite qui disparut au bout de peu de temps.

Au mois de novembre 1880, il eut une nouvelle bronchite avec toux intense qui nécessita son entrée à l'Hôtel-Dieu ; à cette époque, il présenta une légère enflure des jambes. Après un traitement de quelques jours, le malade sort de l'Hôtel-Dieu, amélioré. Il entre de nouveau le 9 avril 1881 et présente de l'œdème des membres inférieurs, de la tension de l'abdomen, de la constipation. A la poitrine, on trouve une respiration un peu soufflante aux deux sommets, mais pas de râles. Au cœur, un souffle à la base et au 2e temps. Battements artériels considérables au cou. Le pouls est bondissant et augmente par l'élévation du bras. La pointe du cœur bat dans le 6e espace intercostal à trois travers de doigt en dehors du mamelon.

11 *avril.* — Quelques petits râles dans le poumon gauche. Un peu de matité aux deux bases, surtout à droite. On donne 20 gr. d'eau-de-vie allemande.

12. — Le malade a été fortement purgé. Pas de changement notable à signaler jusqu'au 26 avril, où on trouve le souffle du second temps présentant une intensité moindre. Le malade reste dans le même état jusqu'au 12 mai.

[1] *Leitschrift für kl Medicin*, III 1881

12 mai. — La pointe bat dans le 6ᵉ espace à trois travers de doigt en dehors du mamelon. Pas de voussure. Le cœur est régulier, l'artère dure, le pouls est à 100. On constate un bruit de galop.

14. — Le malade est très pâle, l'expectoration difficile, le pouls est régulier à 120. On donne 6 pastilles de kermès.

16. — Le malade est toujours dans le même état, très pâle, le pouls est régulier à 120. On fait une injection de morphine.

17. — La morphine, à la dose de 0ᵍʳ·01 a été mal supportée; le malade a eu de l'assoupissement et du malaise qui ont duré toute la nuit.

18. — Le pouls est à 108. On donne 0ᵍʳ·50 de caféine.

19. — Le malade va un peu mieux, la nuit a été bonne. La caféine a été supprimée le 23. Rien de particulier à noter jusqu'au 27.

27. — Ce matin, le malade a une oppression considérable, de nature urémique. On donne 4 cuillerées de vin diurétique qui produit une abondante diurèse à la suite de laquelle le malade est soulagé. Mais cette amélioration ne persiste pas longtemps, et le 29, le vin diurétique devenant inefficace est supprimé.

1ᵉʳ *juin.* — Depuis trois jours le malade n'émet guère qu'un litre d'urine présentant une coloration de bouillon sale, avec un très petit anneau albumineux. Pour la première fois on prend la tension sanguine. Elle est à 16.

2. — L'oppression est toujours considérable, le cœur est irrégulier, le pouls est à 76. Persistance du souffle au deuxième temps et à la base. La tension, un peu plus forte qu'hier, est à 17.

3. — Rien de particulier survenu dans l'état du malade, depuis hier la tension est à 16.

4. — Ce matin, à gauche, submatité et diminution des vibrations en arrière, respiration sibilante. Orthopnée extrême. Latéralement et en avant, matité vraie s'étendant jusqu'à la base de la poitrine. Dans ces points la respiration est silencieuse, on constate un peu de souffle expiratoire. On pratique la thoracentèse et on retire environ un litre d'un liquide citrin un peu coloré en rouge. La tension sanguine n'est qu'à 12 centimètres.

5. — Pas de changement survenu depuis hier dans l'état du malade, la tension est la même à 12 centimètres.

6. — Pouls 108; respiration 40. La matité occupe le tiers inférieur du poumon gauche ; à ce niveau la respiration est nulle; il n'y a pas de souffle ni d'égophonie. La tension a encore baissé, elle n'est plus qu'à 10 centimètres.

7. — Le pouls est à 88, régulier, mais très petit. L'impulsion du cœur est faible, elle augmente un peu quand le malade se penche en avant. Matité précordiale étendue. Pouls veineux énorme. Le malade meurt par syncope à la fin de la visite.

Autopsie. — Le cœur est énorme, il pèse 600 grammes. On note une insuffisance des valvules sigmoïdes de l'aorte. La plèvre gauche est couverte de néo-membranes et renferme un peu de liquide. Un peu de péritonite localisée à la face convexe du lobe gauche du foie, probablement par propagation à travers le diaphragme. Foie globuleux, muscade. Reins petits et durs. Aorte très athéromateuse. Dilatation des veines jugulaires.

Obs. II. — *Alcoolisme. — Néphrite interstitielle, hypertrophie du cœur. — Péricardite. — Hydrothorax double. — Tension peu élevée.* Salle Sainte-Elisabeth, n° 5 (service de M. le professeur Lépine).

Jean P..., 31 ans, maçon. Ce malade entre dans le service le 5 mai 1881. Antécédents héréditaires nuls ; pas de syphilis, abus alcooliques considérables. Le malade buvait surtout de l'absinthe. Bonne santé antérieure jusqu'en 1870, époque à laquelle le malade a été envoyé en Afrique où il a fait un séjour de dix ans dont cinq comme soldat. Dès le début de son séjour en Afrique, le malade eut une fièvre intense qui affecta le type intermittent. Trois ans plus tard, il ressentit des douleurs dans la région hépatique, il eut de l'oppression et il se manifesta alors une petite toux sèche. Le malade dit avoir eu également quelques symptômes gastro-intestinaux tels que diarrhée, vomissements. Il n'a jamais eu d'ictère.

Au mois de février 1881, il revient en France avec une santé satisfaisante, mais huit jours seulement après son arrivée, il est obligé de réclamer des soins à l'hôpital de Givors. Enfin il entre à l'Hôtel-Dieu le 5 mai 1881. A ce moment, le malade présente une dyspnée intense plus forte la nuit que le jour; le décubitus dorsal est impossible ; le malade est obligé de se tenir assis sur son lit. Œdème des bourses et des membres inférieurs que le malade dit dater de 40 jours. Pas de palpitations, pas de points de côté; toux quinteuse; expectoration muqueuse peu abondante. Râles sibilants disséminés dans les poumons. Bruit de galop au cœur. Artères radiales dures. Pouls petit, urines pâles, albumineuses. Le foie est volumineux.

6 *mai*. — On donne 20 grammes d'eau-de-vie allemande.

7. — Abondantes évacuations hier, à la suite desquelles le malade se trouve considérablement soulagé, le pouls est très petit, assez régulier ; il est à 104. On donne un gramme de caféine.

8. — L'amélioration persiste, le pouls est à 100.

9. — La dyspnée est revenue, le malade a été oppressé toute la nuit, le pouls est à 132. Crachats colorés. On donne 2 grammes d'ergotine.

10. — L'oppression qui avait beaucoup diminué hier est revenue ce matin à 3 heures. Les crachats ne sont plus colorés. Œdème léger des membres supérieurs.

11. — L'oppression continue, le pouls est petit, il est à 88. Le bruit de galop persiste et s'entend avec une grande intensité au creux épigastrique.

12. — Pas de dyspnée notable ce matin, mais le malade a été oppressé toute la nuit. Œdème toujours considérable. On donne un gramme de scammonée.

15. — Le malade a eu d'abondantes selles hier, et ce matin on constate une amélioration.

16. — Le bruit de galop persiste, le pouls a toujours les mêmes caractères, il est à 116. On supprime la caféine.

20. — On constate un frottement péricardique très intense.

25. — Le pouls est à 120 ; on prend pour la première fois la tension, elle est de 14 cent.

27. — La tension s'est un peu accrue, elle est aujourd'hui de 16 cent.

28. — Le pouls est à 120, et la tension est de 15 cent.

29. — Pouls 104, régulier, la tension n'est que de 14.

30. — Le malade accuse un mieux sensible, le pouls est petit, assez faible. Le frottement péricardique est toujours très intense, la tension est à 13.

31. — Oppression toujours considérable. Tension, 14, le frottement péricardique s'entend à distance.

1ᵉʳ juin. — Le frottement péricardique a diminué, il ne s'entend plus à distance; les jambes sont très œdématiées, la peau est tendue, rouge, la tension est à 14.

2. — La tension a diminué; elle est à 12.

3. — Pouls petit, filiforme; la tension a encore baissé, elle n'est plus qu'à 11. On donne une infusion de digitale 0,20 c., sous l'influence de la digitale, le pouls est devenu plus fort, plus régulier, la tension s'est sensiblement accrue, elle est à 13 cent.

5. — La tension est à 14. Pouls toujours régulier.

6. — Mêmes caractères du pouls; la tension est à 14.

7. Pouls régulier mais filiforme; la tension n'est qu'à 11. Fort pouls veineux, jugulaire, 0,30 c. de digitale au lieu de 0,20.

8. — Le pouls est à 96; la tension est remontée à 14. Tout frottement péricardique a disparu. Pouls veineux moins apparent, ne se voit qu'à l'angle de la mâchoire.

9. — Tension à 15. Suppression de la digitale.

10. — La tension est la même qu'hier, 15.

11. — Pouls très mou. La tension n'est qu'à 10.

12. — Le malade est déprimé, somnolent; la tension est à 13.

13. — Le malade est tombé dans l'assoupissement. Il délire un peu. Pouls régulier à 104; la tension est à 17. Les frottements péricardiques ont reparu. Respiration bruyante. Matité aux deux bases surtout à gauche. Vu l'état d'urémie, on pratique sans grand espoir une saignée d'environ 500 gr. La tension est prise immédiatement après, elle n'est plus qu'à 15. Le malade succombe le soir à 6 h. 1/2, après avoir été amélioré d'une manière à la vérité passagère par la saignée.

Autopsie. — Un peu de sérosité dans les deux plèvres, surtout à gauche; un peu de liquide louche dans le péricarde avec des flocons de fibrine; petite fausse membrane sur la face antérieure du ventricule droit, il en existe également une à la face postérieure du ventricule gauche. Cœur très volumineux et un peu dilaté, les valvules sont toutes parfaitement saines. Les reins sont très petits, durs. Le foie est augmenté de volume, de couleur chamois, non dur. Le cerveau est un peu anémié.

Obs. III. — *Artério-sclérose. Hypertrophie du cœur avec bruit de galop. Albuminurie. Remarquable diminution de la tension artérielle les derniers jours de la vie.*

Salle Sainte-Marie, n° 39. (Service de M. le professeur Lépine). — Charlotte B., 56 ans, entre le 16 mai 1881. Mère morte d'une fièvre typhoïde, père mort subitement. — Bonne santé jusqu'à l'âge de trente ans. A cette époque, à la suite d'une couche, la malade ressentit des douleurs rhumatismales qui revenaient tantôt dans un membre tantôt dans un autre et à intervalles plus ou moins rapprochés. Au moment de la ménopause les douleurs se fixèrent dans le genou et le pied gauche. L'hiver dernier, cette femme a eu une bronchite qui la retint près d'un mois au lit. Depuis elle a toujours toussé et la respiration est devenue plus courte. A partir du mois d'avril 1881, l'oppression est devenue plus forte, et elle a été obligée de suspendre tout travail.

Actuellement pas d'appétit, insomnie, sueurs abondantes, expectoration modérée, les crachats sont visqueux, blancs, aérés. Constipation habituelle, urines très colorées en quantité normale. Albumine. — Œdème des membres inférieurs datant d'un mois. Les paupières présentent également de l'œdème depuis quinze jours. Ascite peu marquée, face pâle.

Cœur. — Pas de frémissement, la pointe bat dans le sixième espace intercostal, l'impulsion est un peu exagérée. Battements tumultueux. Le pouls est régulier, tantôt lent, 70, tantôt rapide, 120. Pas de souffle.

Poumons. — Déformation thoracique, voussure à droite. Les deux bases présentent de la matité et de la diminution des vibrations thoraciques. La respiration y est obscure. Le foie hypertrophié dépasse de trois travers de doigt les fausses côtes ; il est dur.

17 mai. — On donne 1 gr. scammonée.

18. — La malade a eu de nombreuses selles ; on n'a pas trouvé de cylindres granuleux dans l'urine.

19. — Pouls 114. Pas de changement sensible dans l'état de la malade. On donne 0,40 de caféine.

20. — Le pouls est fort, dépressible, large : il y a quelques faux pas du cœur. Pouls, 112.

21. — On constate un bruit de galop quand on ausculte sur le ventricule gauche. On n'entend que deux bruits lorsqu'on ausculte sur le ventricule droit.

22. — Pouls 100. — Même état

23. — Pouls 116. — Caféine 0, 60 c.

25. — Pouls 120. — Persistance du bruit de galop.

25. — Même état.

26. — Même état.

27. — Même état.

28. — La malade urine dificilement, la pâleur est très grande ; le bruit de galop tend à disparaître ; le pouls est mou, 88 ; la pression a été prise pour la première fois ; elle fait équilibre à une colonne mercurielle de 14 cent.

29. — La tension artérielle est à 15.

30. — Amélioration légère, la tension s'est accrue et est à 17.

31. — Même état. L'œdème est toujours aussi considérable ; le bruit de galop se perçoit toujours surtout à gauche ; la tension est redescendue à 15.

1er *juin*. — La malade a eu des vomissements, pas de céphalalgie, on supprime la caféine. Tension 14.

2. — Tension 15.

3. — Tension s'est abaissée à 12, rien de particulier à noter.

4. — Tension 11.

5. — Tension 12.

6. — Tension 13.

7. — La tension s'est abaissée à 9, les veines jugulaires sont gonflées ; pouls veineux dans la jugulaire profonde ; pouls 88. On donne 0, 20 de caféine.

8. — Tension est montée un peu, est à 10 cent.

9. — Tension est de 11 cent.

10. — Tension toujours la même à 11 cent.

11. — Œdème toujours considérable ; la tension est tombée à 9.

12. — La tension est remontée à 11 cent.

13. — Tension est la même à 11 cent. ; on supprime la caféine.

14. — Tension 10. A la base gauche en arrière et en dedans on perçoit un soufle assez intense, en dehors et tout à fait à la partie inférieure on trouve de l'égophonie. Pas de matité notable. Des deux côtés, râles secs fins à la fin de l'inspiration. L'expectoration a une couleur brique.

15. — Point de côté ; persistance de l'égophonie. Tension 9.

16. — Affaissement général, tension 8.

17. — La malade accuse une légère amélioration, la tension est à 9.

18. — Crachats purulents, pouls veineux jugulaire. Bruit de galop très net ; tension 10 cent.

19. — Tension 5.

20. — La malade crache abondamment du sang d'un rouge chocolat ; tension 6.

21. — Affaissement général ; orthopnée ; pouls fréquent, petit, 120 ; tension 5.

22. — La malade a succombé à 3 h. du matin ; à l'autopsie pratiquée le 23, on a trouvé un cœur énorme surtout dilaté et peu hypertrophié. La dilatation porte surtout sur les cavités gauches. Un peu d'athérome à l'origine de l'aorte ; pas de lésion ni à l'orifice mitral, ni à l'orifice aortique.

Les poumons sont œdématiés dans toute leur étendue ; le gauche présente sur la languette antérieure un petit infarctus ; le droit présente sur son bord postérieur un infarctus assez volumineux, le foie a un volume à peu près normal ; il est muscade, un peu dur ; reins petits, un peu durs ; la décortication n'est pas possible sans déchirer le tissu.

Obs. IV. — *Arthritisme (?) hypertrophie du cœur avec bruit de galop ; albuminurie ; anasarque. — Hydrothorax à droite : abaissement* de la tension artérielle. Salle Sainte-Élisabeth, n° 31 (service de M. le professeur Lépine).

Pierre J., 58 ans, domestique, entre le 20 mai 1881 ; rien à signaler du côté de l'hérédité ; pas de syphilis, pas d'excès alcooliques, pas de scrofule. Cet homme a joui d'une parfaite santé jusqu'au mois de novembre 1880. A ce moment il survint de la toux ; en même temps la respiration devenait plus courte et après le moindre effort, le malade était essoufflé ; l'oppression alla toujours en s'acentuant et au mois d'avril le malade eut de l'œdème des membres inférieurs, puis des bourses ; son état est resté à peu près le même jusqu'au 20 mai, date de son entrée.

20 mai. — Dyspnée intense, insomnie, selles irrégulières ; urines pâles. Le malade urine environ 2 litres par jour. Toux fréquente, quinteuse. On constate de l'ascite, l'œdème des membres inférieurs et des bourses est considérable. Il y a quelques jours, le malade a remarqué que ses paupières étaient enflées. Pas de trouble de la vue.

Cœur. — La pointe bat dans le 6e espace à quatre travers de

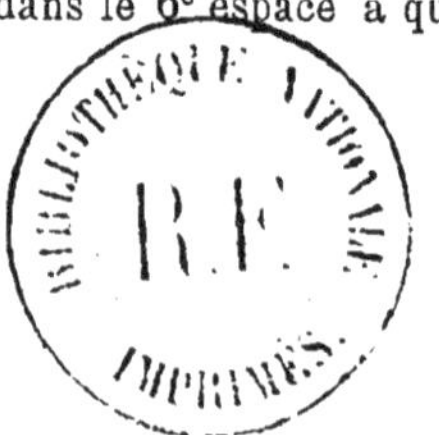

doigt en dehors de la ligne mamelonnaire. Les bruits sont médiocrement éclatants, l'impulsion est faible, on constate un bruit de galop. Les artères radiales sont assez larges, mais pas dures.

POUMONS. — Hydrothorax à droite, tympanisme jusqu'à l'épine de l'homoplate. Matité au-dessous. Souffle très fort. Egophonie.

21. — Les urines présentent uue coloration normale, renferment de l'albumine.

22. — On pratique la thoracentèse et on retire environ trois litres d'un liquide citrin.

23. — Ce matin l'oppression a bien diminué. Pouls 32. Pas de souffle ni d'égophonie. L'auscultation est très gênée par de l'emphysème sous-cutané occupant toute la moitié antérieure du thorax.

24. — Même état. On entend à l'auscultation de petits bruits secs dûs sans doute à l'emphysème sous-cutané.

25. — Le bruit de galop ne s'entend pas à toutes les systoles.

26. — Même état.

27. — Même état.

28. — Le bruit de galop est de plus en plus faible et tend à disparaître.

29. — Même état.

30. — L'œdème augmente ; ce matin il a envahi le bras et la main du côté droit.

31. — On prend la tension du malade qui est très forte, elle fait équilibre à une colonne mercurielle de 14 centimètres de hauteur. Jusqu'au 6 juin, elle ne présente rien de particulier à considérer ; elle varie entre 14 et 15.

6 *juin*. — La tension n'est que de 12.

7. — On fait une nouvelle thoracentèse. La tension tombe à 11. On donne 0^{gr}·40 de caféine.

8. — La tension est montée un peu ; elle est de 12.

9. — Tension 13.

10. — Tension 14. On supprime la caféine.

11. — La tension a baissé de nouveau, elle n'est que de 12.

Jusqu'au 17, la tension ne présente rien de particulier, elle varie entre 10 et 12.

18. — Le malade a eu deux accès de fièvre, la tension est de 13. Sulf. quinine, un gramme.

19. — La fièvre n'a pas reparu, la tension est tombée à 11.

20. — Tension 10. Le malade s'affaisse de plus en plus.

21. — Tension 8.

22. — Tension 9.

23. — Tension 7. Le malade succombe. L'autopsie a été faite le 24 juin.

POUMONS. — Adhérences au sommet droit. Adhérences à gauche à la base et latéralement. Un peu de liquide dans le péri- carde. Cœur énorme. L'hypertrophie porte surtout sur le ventricule gauche. Pas de lésions des valvules mitrale ni aortique. L'aorte à son origine est fortement athéromateuse mais très petite. Quand on arrache la capsule, on met à nu des portions très irrégulières et fortement déprimées. La substance corticale est tellement atrophiée qu'en certains points son épaisseur atteint à peine 2 millimètres. Foie de volume normal, non dur, fortement muscade.

OBS. V. — *Artério-sclérose.* — *Hypertrophie du cœur avec frottements péricardiques.* — *Oscillations de la tension artérielle.* — *Albuminurie.* — Salle Sainte-Elisabeth, n° 5 (service de M. le professeur LÉPINE).

Lambert P..., 64 ans, journalier, entre le 14 juin 1881. Pas d'antécédents héréditaires. Alcoolisme. Pas de syphilis. En 1872, le malade a eu une fluxion de poitrine. Au mois de janvier dernier, il a éprouvé de la dyspnée, de la toux sans expectoration abondante, sans palpitations cardiaques. Cet état a persisté en s'aggravant, et depuis un mois le malade présente de l'œdème des membres inférieurs. Actuellement il a de la dyspnée, de l'œdème des jambes remontant sur la paroi abdominale et thoracique. Pas d'ascite.

POUMONS. — Submatité aux deux bases avec quelques râles muqueux. Les jugulaires externes sont gonflées ; pas de pouls veineux, le pouls radial est petit, un peu irrégulier. La pointe du cœur bat dans le sixième espace sur la ligne mamelonnaire ; les pulsations sont faibles ; dans toute la région de la pointe surtout en dedans on entend un frottement péricardique assez intense occupant le premier temps ; du côté de la base, le frottement péricardique se propage de façon à donner l'illusion d'un souffle systolique de l'orifice aortique ; mais il est en continuité évidente avec le frottement, et il a identiquement le même timbre; urine assez abondante, foncée, avec albumine en quantité notable.

16 *juin*. — Le malade a un dyspnée intense, pouls 88. On fait une injection d'un demi cent. de morphine.

17. — Le malade présente sensiblement le même état.

18. — Même état.

19. — Même état.

20. — Tension 14 cent.; la tension est prise pour la 1re fois, elle est de 14.

21. — Tension 15.

22. — Tension 13.

23. — Tension 14.

24. — Tension 12. Le malade se trouve un peu mieux, l'œdème a diminué; on donne infusion de 0, 30 c. de digitale.

25. — La tension est à 15. Le malade a eu de l'anurie; on supprime la digitale; on fait une injection d'un demi-cent. de morphine.

26. — Le malade est toujours dans le même état; le pouls à 88; la tension est descendue à 12.

27. — Tension 13.

28. — Le pouls est dur et parfaitement régulier à 96. La tension 14.

29. — Tension 16.

30. — Tension 14.

1er *juillet*. — Le malade a été très agité cette nuit; il a déliré et a eu des hallucinations; il a vu des animaux; on donne 2 gr. de chloral et on fait une injection de morphine de 0^{gr}.20. La tension est à 12.

2. — Ce matin le malade est calme, un peu assoupi; pouls régulier, 88. Pupilles resserrées, suppression du chloral; on met un vésicatoire à la nuque. La tension est 13.

3. — Le malade sort.

Obs. VI. — *Insuffisance et rétrécissement de la valvulé mitrale ; remarquables oscillations de la tension artérielle.* — Salle Sainte-Élisabeth, n° 4 (service de M. le professeur Lépine).

Jean L., 39 ans, maçon, entre le 9 juin 1881; pas d'antécédents héréditaires, il y a deux ans, le malade eut une attaque de rhumatisme articulaire aigu, à cette époque il entra à l'hôtel-Dieu et au bout d'un mois il en sortait parfaitement guéri. Il y a un an,

le malade a eu une nouvelle attaque de rhumatisme qui a duré
deux mois ; il se rétablit bien et sa santé est restée bonne jusqu'à
il y a trois mois. A cette époque survinrent des palpitations,
de l'oppression, de l'œdème passager des jambes le soir, de la
toux et parfois des crachats sanglants.

Cet état n'a fait que s'aggraver et actuellement le malade offre
de la dyspnée, une respiration fréquente, des sueurs abondantes.

Il y a de la voussure précordiale, la pointe bat dans le hui-
tième espace sur la ligne mamelonnaire, les pulsations sont irrégulières, fortes, rapides.

A la pointe on entend un bruit de souffle râpeux, systolique ;
plus haut un soufle occupant toute la diastole ; gonflement des
jugulaires externes, pouls veineux bulbaire, le pouls radial est
petit et ne rend pas toutes les contractions cardiaques. Il n'augmente pas par l'élévation du bras ; un peu de submatité aux bases
des deux poumons ; urine jaune pâle ; pas d'albumine. La tension
fait équilibre à une colonne mercurielle de 12 cent. On donne
0gr50 de caféine.

11. — Le malade va un peu mieux ; la tension est à 10 ; elle ne
varie pas quand on la prend le bras du malade étant élevé. Sa
jugulaire externe est moins gonflée et présente le pouls veineux.
Le claquement des valvules sigmoïdes est plus marqué. Le souffle
diastolique est localisé au niveau de l'insertion sternale de la qua-
trième côte gauche.

12. — Pouls 88. La tension est à 12.

13. — Le pouls est plus petit, irrégulier, 84. La tension est à
10 ; le claquement sigmoïdien a diminué ; le souffle diastolique est
plus étendu en hauteur, le souffle systolique de la pointe a à peu
près disparu, sauf près de la ligne médiane. Il y a un dédoublement du second bruit.

14. — Pouls petit, très irrégulier, tension 10. Le pouls veineux
a diminué, le souffle diastolique s'entend dans une étendue mini-
me au-dessous de la voûssure. Le claquement du deuxième temps
est descendu de près de trois travers de doigt. La tension est à
9 cent.

15. — Le malade se trouve mieux ; le pouls est un peu moins
irrégulier qu'hier, 72. La tension est à 10. On trouve une accen-
tuation du deuxième bruit sans souffle. Dédoublement du deuxiè-

me temps au niveau de la voussure. La dose de caféine est portée
à 1 gr.

16. — La tension a un peu augmenté, elle est à 12.

17. — Tension 12. Le pouls est plus régulier, 76.

18. — Le malade va mieux; pas de souffle diastolique; le pouls
petit, 76, la tension est à 14.

19. — Tension 14. Pouls 100, toujours un peu irrégulier.

20. — Même état des bruits du cœur; le malade a eu des étour-
dissements, des nausées. Pouls 100, toujours un peu irrégulier.
La tension est tombée à 11.

On supprime la caféine.

21. — Le souffle diastolique disparaît par la station assise, les
fortes inspirations. Il commence après le claquement sigmoïdien.
Tension 9.

22. — Le souffle diastolique est plus fort, il paraît surtout plus
fort quand le malade est couché complètement sur le côté droit.
Toujours pas de frémissement. On n'entend plus le souffle systolique; tension 9.

23. — Tension 9. Pas de changement dans l'état du malade.

24. — Le malade se trouve amélioré, le souffle diastolique ne
s'entend que dans une étendue très limitée. Pouls très irrégulier,
80. Tension 11.

25. — Tension 10, même état.

26. — Tension 11.

27. — A la pointe, on entend les deux bruits; le deuxième est
parfois dédoublé, mais irrégulièrement. Sur la voussure on a un
bruit présystolique. Tension 11.

28. — Tension 10. Même état du malade.

29. — Tension 11. Le souffle systolique s'entend aujourd'hui,
on entend également le souffle diastolique.

30. — Le malade sort.

Obs. VII. — *Artério-sclérose généralisée, respiration de
Cheynes-Stockes, mesure comparée de la tension pendant les
périodes d'apnée et de dyspnée.* — Salle Sainte-Élisabeth, n°
10 (service de M. le professeur Lépine). —Jean J., 60 ans, exer-
çant la profession de charpentier, entre le 11 juin; le malade ne
donne pas de renseignements sur ses antécédents héréditaires;
à 25 ans, il a eu une affection thoracique qui a duré trois mois,

depuis, sa santé a toujours été bonne jusqu'à ces derniers temps. Il y a quinze jours, il a ressenti du malaise, de la faiblesse, mais sans frisson, sans point de côté. Trois jours après, il se mit à tousser, il eut un peu d'oppression; malgré cela il continua son travail qu'il fut obligé d'interrompre il y a sept jours.

12 juin. — La dyspnée est toujours allée en augmentant et aujourd'hui elle est extrême. Respiration 36, pouls 88, petits, régulier. Aux poumons, on trouve des râles fins disséminés, pas de matité, pas de souffle, expectoration muco-purulente teinte de sang. Rien au cœur, l'urine est très légèrement albumineuse. Pas d'œdème, pas de céphalalgie ni de troubles oculaires. Langue blanche, état nauséeux, inappétence, constipation.

12 juin.— Aujourd'hui on constate un bruit de galop. Il existe un souffle tricuspidien et un pouls veineux au cou; on donne 0^{gr}·40 de digitale.

14. — Pouls 84.

15. — Pouls 104, suppression de la digitale; la tension est prise pour la première fois, elle est de 14.

16.— Les crachats ne sont plus purulents, la tension est de 13.

17. — Tension 13.

18. — Tension 12.

19. — Tension 12.

20. — Les bruits du cœur sont très faibles, la tension a encore baissé, elle n'est que de 11; bruit de galop très net à la pointe; le pouls veineux est énorme. On donne 15 cent. de caféine.

21. — Le malade n'a pas voulu prendre la caféine, la tension est restée à 11, le bruit de galop ressemble aujourd'hui à un dédoublement du second temps. Pouls 80.

22. — Pouls 80, le bruit de galop a disparu; tension 13.

23. — Pouls lent, régulier, 82, tension 14; l'oppression est considérable.

24. — L'oppression a un peu diminué, tension 14.

25. — Les trois bruits du cœur sont beaucoup plus faibles aujourd'hui. On a une sensation de frottement qui précède le premier bruit; la respiration se fait suivant le type Cheyne-Stockes; pendant l'apnée le pouls était à 80, pendant la dyspnée à 100; pendant l'apnée, les pupilles sont resserrées, la période d'apnée dure environ 20 secondes. La tension pendant la dyspnée est de 13, pendant l'apnée, de 12 seulement.

26. — Le malade est toujours dans le même état, la tension a un peu baissé; elle est de 12 pendant la dyspée, de 11 seulement pendant l'apnée.

27. —· Les périodes respiratoires sont plus espacées; la tension ʳest de 14 pendant la dyspnée, 12 pendant l'apnée; à la fin de l'apnée, la tension s'élève d'une façon très sensible.

28. — Le malade a pris du quebracho et a été amélioré; la tension s'est élevée; pendant la dyspée, elle est de 15, pendant l'apnée de 14 : comme la veille, on trouve une légère augmentation de la tension à la fin de l'apnée.

29. — Tension 13 pendant la dyspnée, 12 1/2 pendant l'apnée; aujourd'hui on ne constate pas d'augmentation à la fin de l'apnéc.

30. — Le malade va mieux, les bruits du cœur sont faibles et normaux. Pendant la dyspnée, la tension est de 14, pendant l'apnée de 13 ; l'augmentation de la tension à la fin de l'apnée n'est pas très sensible.

15 *juillet*. — L'état du malade ne s'est pas notablement modifié, tension à 11.

Obs. VIII. — *Respiration de Cheynes-Stokes, mesure comparée de la tension pendant l'apnée et la dyspnée*. — Salle Sainte-Marie, n° 38 (service de M. le professeur Lépine).— Julie M. 67 ans, entre le 29 juin 1881. Bonne santé antérieure. Père rhumatisant, pas d'autres antécédents, cette malade a eu cinq couches, la dernière en 1857. Depuis deux ans, elle est sujette à des accès d'oppression, elle a de la toux, a eu de l'œdème des jambes, mais sans palpitations. Depuis deux mois son état s'est aggravé, et depuis trois semaines, elle est aphone et ressent des douleurs au niveau du larynx. Actuellement elle a de l'orthopnée. Le cœur bat dans le sixième espace en dehors de la ligne mamelonnaire, la palpation révèle en ce point un petit frémissement présytolique. L'auscultation montre des bruits précipités, irréguliers, inégaux. De plus on entend un bruit frottant présystolique, qui se propage dans l'aisselle et sur la ligne médiane. Rien à la base, le pouls radial est petit, irrégulier, 128. Pouls veineux jugulaire. Œdème des pieds et des jambes. Accès de toux fréquents et expectoration purulente. Aux poumons, on trouve une sonorité exagérée en arrière, une respiration obscure et sifflante. Râles muqueux à la base gauche.

30 *juin*. — Ce matin la malade respire suivent le type Cheyne-Stokes, mais la période descendante manque. Après la respiration l'apnée survient brusquement. La tension a été prise pendant la dyspnée et l'apnée. Elle est de 10 pendant la dyspnée et de 8 pendant l'apnée; ce premier jour on n'a pas pu constater d'augmentation de la tension à la fin de l'apnée. Le rythme constaté hier dans les bruits du cœur a disparu. On n'entend plus que des battements précipités, on ne peut saisir de roulement présystolique. Le foie paraît un peu volumineux et douloureux. Les conjonctives ont une teinte subictérique.

1er *juillet*. — Même type respiratoire, pouls toujours irrégulier 80. Cœur 160. Le bruit présystolique reparaît. Hier la malade a eu une potion avec 0. 40 de digitale et ce matin la tension s'est accru très sensiblement. Pendant la dyspnée, elle est de 14, pendant l'apnée de 13, on constate aujourd'hui une augmentation très manifeste de la tension à la fin de l'apnée.

2. — La tension est restée la même qu'hier 14 pendant la dyspnée, 13 pendant l'apnée avec augmentation à la fin de cette dernière.

3. — La respiration de Cheyne-Stokes a disparu.

Obs. IX. — *Insuffisance mitrale*. — Salle Sainte-Élisabeth 27 (service de M. le professeur Lépine). — Clément D., 45 ans, menuisier, entre le 15 juin 1881. — Rien à noter du coté des antécédents héréditaires. Le malade a eu une première attaque de rhumatisme articulaire à l'âge de 14 ans. Depuis cette époque, le malade a eu de l'essoufflement, des palpitations; ce qui l'a fait exempter du service militaire. A l'âge de 27 ans, le malade a eu une nouvelle attaque de rhumatisme qui a duré un mois et demi. A la suite de cette nouvelle attaque de rhumatisme, le malade n'a pas remarqué que ses palpitations et son oppression aient augmenté. Ce n'est qu'au mois de novembre 1880 que les palpitations ont considérablement augmenté sous l'influence d'une frayeur, et depuis le mois de février le malade s'aperçoit qu'il a fréquemment les malléoles enflées, surtout le soir; il n'a jamais eu d'hémoptysie. Le teint est pâle, un peu terreux; en appliquant la main sur la région précordiale, on sent des pulsations étendues, fortes, irrégulières. La pointe bat dans le septième espace en dehors de la ligne mamelonnaire. A l'auscultation on entend à la pointe un bruit de souffle systolique en jet de vapeur. Rien à la base. Pouls radial 72, irrégulier. Submatité à la base du poumon gauche. Le foie déborde les fausses côtes de 4 travers de doigt en avant sur la ligne médiane. Pas d'albumine dans l'urine. Appétit conservé. Digestions bonnes. On donne 0. 20 de caféine.

17. — Le malade a eu des nausées, on supprime la caféine.

18. — Le souffle de la pointe est moins fort. On prend la tension pour la première fois, elle est de 13 cent.

19. — Tension 10.

20. — Tension 10. On donne 0, 30 de digitale.

21. — Tension 11. Pouls toujours petit, irrégulier, 78.

22. — Tension 13.

23. — Tension 12.

24. — Tension 12.

25. — Tension 13.

26. — La tension est à 14. Le malade se trouve bien, on supprime la digitale.

27. — La tension a un peu baissé, aujourd'hui, elle n'est plus que de 12.

28. — Tension 13.

29. — Tension 13.

30. — Tension 12. Rien de particulier à noter dans l'état du malade.

1ᵉʳ *juillet.* — Tension 10.

2. — Tension 12.

3. — Tension 11.

21. — Le malade est en asystolie, on compte 160 battements cardiaques; le pouls est insensible et ne peut se compter, on prend la tension qui n'est que de 8, on donne 1 gr. caféine.

22. — Le malade va beaucoup mieux ce matin, les battements cardiaques sont moins fréquents 130. Le pouls est toujours irrégulier, à la rigueur on pourrait le compter, quoiqu'on perde encore un certain nombre de pulsations. La tension est à 12.

OBS. X. — *Anévrisme de l'aorte.* — Salle Sainte-Élisabeth, nº 1 (service de M. le professeur LÉPINE). — Victor B., 44 ans, mineur, entre le 12 mars 1881; pas d'antécédents héréditaires, pas de syphilis; habitudes alcooliques. Depuis deux ans, ce malade a éprouvé de la lassitude dans les bras, les épaules, le cou; l'été dernier, il éprouvait déjà des palpitations au niveau où siège actuellement la tumeur. Cette dernière de la grosseur d'un œuf se trouve située à la gauche de la poignée du sternum ; à la palpation, elle présente un mouvement d'expansion isochrone avec les pulsations cardiaques. L'auscultation ne révèle rien d'anormal au cœur. Rien aux poumons, si ce n'est quelques râles bronchiques disséminés. Depuis ce moment jusqu'au 25 mai, jour où on a pris pour la première fois sa tension, le malade a été traité par l'iodure de potassium, la digitale, des séances d'électro-poncture (ces dernières au nombre de trois); il a été amélioré à diverses reprises; mais ces améliorations n'ont été que passagères. Du côté de la tumeur, on trouve cependant une diminution de volume assez notable : elle a surtout diminué dans le sens vertical, elle s'est affaisée. En outre, au dire du malade, les battements qu'il ressentait dans la tumeur ont un peu diminué.

25 *mai*. — On prend pour la première fois la tension artérielle, qui est de 15.

26. — Tension 14.

27. — Tension 14.

28. — Tension 13.

29. — Aujourd'hui le malade est souffrant. Il accuse des battements énergiques dans sa tumeur. La tension est de 17.

30. — Le malade va un peu mieux, la tension est descendue à 15.

31. — Tension 13.

1er *juin*. — Tension 12.

2. — Tension 12.

3. — Tension 10.

4. — Tension 10.

5. — Tension 12.

6. — Tension 10. Le malade est toujours dans le même état et ne présente rien de particulier à noter. Il est calme, ne souffre pas.

7 *juin*. — Tension 10.

8. — Tension 9.

9. — Tension 9.

10. — Tension 10.

11. — Tension 12.

12. — Tension 14. Le malade est aujourd'hui très souffrant. Il a eu hier une altercation dans la soirée avec un autre malade, ce qui a aggravé son état. On donne quatre grammes de bromure de potassium.

13. — Tension 14.

14. — Tension 13. — Le malade est toujours agité, on porte la dose de bromure de potassium à 8 grammes.

15. — Tension 12.

16. — Tension 11.

17. — Tension 11.

18. — Tension 12.

19. — Tension 10.

20. — Tension 9.

21. — Tension 8.

22. — Tension 12. — Le malade depuis quelques jours est bien amélioré, les battements ne sont plus aussi intenses, il est calme.

23. — Tension 10.

24. — Tension 11.

25. — Tension 12.

26. — L'effet salutaire du bromure de potassium semble ne plus se faire sentir, car depuis deux ou trois jours le malade est plongé dans un état de somnolence qui l'ennuie beaucoup. Il ne peut que difficilement lire son journal, et la force d'accommodation semble lui faire défaut. De plus, il voit passer des mouches devant ses yeux. Tension 10.

27. — Le malade a les réflexes du gosier diminués. Il a de la douleur pharyngienne avec rougeur. La langue est blanche. On supprime le bromure de potassium. Tension 10.

28. — Tension 9.

29. — Tension 9.

30. — Tension 10.

OBS. XI. — *Catarrhe et emphysème. Dilatation du cœur droit.* — Salle Sainte-Élisabeth, n° 19 (service de M. le professeur LÉPINE). — Joseph R , 74 ans, cultivateur, entre le 6 juin 1881. — Pas d'antécédents pathologiques, on ne trouve qu'une jaunisse à 40 ans. Il y a un an, le malade a eu une bronchite qui a toujours persisté depuis, et s'est peu à peu aggravée. Actuellement il entre à l'Hôtel-Dieu avec de la dyspnée, un peu d'œdème des membres inférieurs. Les mains sont cyanosées. Le visage est pâle. Les poumons ne présentent rien à la percussion et à la palpation ; à l'auscultation, on trouve de l'expiration prolongée, des râles sibilants et ronflants aux sommets, râles sous-crépitants aux bases. Le cœur est tumultueux, irrégulier ; on ne constate pas de souffle. Le 7 juin, pouls radial très petit, irrégulier ; la tension est très faible, elle n'est que de 10. L'urine est colorée, pas d'albumine. Pas de pouls veineux. On donne 0,40 de digitale.

8 juin. — Le malade ne présente pas de changement dans son état. Il a toujours une dyspnée intense et un peu d'œdème des membres inférieurs. Le pouls est toujours irrégulier, mais moins faible. Tension 12.

9. — La tension est de 11 aujourd'hui, le malade est un peu moins oppressé, il a mieux dormi la nuit. L'œdème persiste toujours. On donne 50 cent. de scammonée.

10. — Nombreuses évacuations hier, le malade se trouve très bien. La tension s'est sensiblement accrue, elle est de 13 ce matin.

11. — L'amélioration continue. La dyspnée a à peu près totalement disparu ; tension de 14. On supprime la digitale.

12. — Tension 13.

13. — Tension 14.

14. — L'amélioration persistant, le malade demande sa sortie.

Ainsi que je l'ai expliqué précédemment, l'appareil dont je me suis servi ne saurait avoir la prétention de fournir des indications absolues tout à fait certaines.

En raison du volume variable de l'artère et de l'épaisseur variable des parties molles chez les différents sujets, on ne peut même affirmer que ces indications soient comparables d'un sujet à un autre ; mais chez le même sujet, elles possèdent une valeur relative qui ne peut être niée et fournissent des indications comparatives précieuses. Cela admis et je ne crois pas qu'on puisse le contester, on voit que dans le cours des maladies du cœur, d'un jour à l'autre se produisent des variations de tension assez étendues, parfois sous une influence médicamenteuse, parfois sans que nous puissions avec certitude connaître la cause de la modification. En général, mais non toujours, les élévations de la tension correspondent à une sensation de mieux être non douteuse.

Il serait fastidieux, je crois, de commenter au point de vue des oscillations de la tension, chacune en particulier des observations qui précèdent ; je me permettrai seulement d'attirer l'attention sur les deux cas où les malades présentaient le phénomène de Cheyne-Stokes.

On sait à quelles discussions a donné lieu la question de savoir s'il y avait, ou non, augmentation de la tension pendant l'apnée. Au lieu de raisonnements dont la justesse est sujette à contestation, j'apporte des observations directes : j'ai constaté de la manière la plus certaine qu'effectivement il y avait élévation de la tension pendant l'apnée. Ce résultat, le plus nouveau de mon travail, mérite, je crois, d'être signalé.

DE

L'APPAREIL DE M. MAREY

POUR L'ÉTUDE DE LA TENSION

A plusieurs reprises j'ai appelé l'attention sur l'erreur résultant du volume variable de l'artère. M. Marey, qui a surtout insisté sur ce point, a construit un appareil qui a précisément pour but de l'éviter. Dans son appareil, en effet, on ne mesure pas la tension sur l'artère, mais sur la totalité du membre. Malheureusement cet ingénieux instrument n'est pas d'une application clinique facile, et jusqu'à présent il est resté instrument de laboratoire [1].

Il consiste en une caisse métallique rectangulaire destinée à recevoir l'avant-bras. Une glace placée à la partie supérieure de la caisse permet de voir ce qui se passe à l'intérieur ; à l'une de ses extrémités se trouve un goulot destiné à donner passage à l'avant-bras.

[1] Voyez *Compte-rendu des travaux du laboratoire de M. Marey*, année 1875.

Le pourtour de ce goulot est muni d'une véritable soupape autoclave. C'est un manchon de caoutchouc conique invaginé dans la caisse. Ce manchon étreint l'avant-bras et s'applique hermétiquement contre lui. Pour prévenir la distension de ce manchon de caoutchouc par le fait de la pression intérieure, un second manchon de taffetas de soie à la fois mince et inextensible, est placé par dessus le manchon de caoutchouc.

Ces deux manchons sont invaginés à l'intérieur de la caisse, le manchon de taffetas recouvre l'avant-bras, excepté cependant à l'extrémité du double manchon, où le caoutchouc se prolonge un peu de façon à s'appliquer hermétiquement sur la peau.

Ces deux manchons ainsi superposés assurent, l'un, le caoutchouc, l'herméticité ; l'autre, le taffetas, la solidité de l'occlusion.

En outre, pour qu'à un moment donné, la pression considérable exercée à l'intérieur de la caisse, ne vienne à expulser l'avant-bras, une gouttière métallique rembourrée confortablement est placée derrière le coude ; cette gouttière est maintenue par des liens solides qui, d'autre part, vont s'attacher sur les côtés du goulot de la caisse. Cette gouttière permet à l'expérimentateur de résister, sans le moindre effort, à une pression considérable.

Des tubes munis de robinets mettent cette caisse en communication avec la source des pressions et avec le manomètre chargé de la mesurer.

Dans ses premières expériences, M. Marey s'est servi d'air comprimé. Au moyen d'une petite pompe foulante, il comprimait de l'air dans l'appareil, tandis qu'un manomètre appliqué à l'un des tubes, à robinet indiquait la pression exercée sur la main. A mesure que la pression augmentait dans la caisse, on voyait la main devenir de plus en plus pâle et être bientôt d'une pâleur cadavérique, alors que l'afflux du sang artériel était empêché.

A ce moment, en diminuant légèrement la pression, on voyait la main de pâle qu'elle était, redevenir rouge et en même temps le patient accuser une sensation de chaleur coïncidant avec la pénétration du sang dans les vaisseaux d'où il avait été chassé un instant auparavant.

La différence entre ces deux pressions, l'une chassant le sang, l'autre en permettant la rentrée, n'est pas considérable ; elle n'excède pas en général un centimètre de de mercure, de sorte qu'on peut mesurer ainsi au moyen de cet appareil avec une approximation très satisfaisante la tension artérielle chez l'homme.

M. Marey a ainsi trouvé qu'une pression de 12 à 16 centimètres de mercure est le plus souvent suffisante pour surmonter la pression du sang dans les artères.

Plus tard M. Marey, au lieu de se servir de l'air comprimé, introduisit de l'eau tiède dans la caisse. Deux tubes en partaient comme précédemment, l'un communiquant avec un manomètre inscripteur, l'autre communiquant avec un vase rempli d'eau et qu'on pouvait élever et abaisser au moyen d'une poulie suivant qu'on voulait dans la caisse une préssion plus forte ou une pression moindre. Dans ses dernières expériences, M. Marey a trouvé que la pression qui faisait équilibre à celle du sang variait de 12 à 17 cent. de mercure. Un point mérite d'être signalé : bien avant que la pression arrive au chiffre que nous venons d'indiquer, on observe que les pulsations augmentent de hauteur.

Puis, en continuant d'augmenter la pression, on voit les pulsations diminuer progressivement jusqu'à leur abolition complète; cela montre, dit M. Marey, que si les petites artères sont soumises à un certain degré de contre-pression, soulagées, par cette pression extérieure, elles cessent d'être constamment distendues sous la pression du sang et prennent en se resserrant un peu, un calibre où elles sont plus extensibles à chaque diastole artérielle. L'élasticité de leur paroi contrebalance moins la pression du sang, par conséquent une plus grande partie de l'onde artérielle arrive au manomètre.

Mais à un moment donné, la contre-pression ambiante écrase les vaisseaux, d'abord, les plus petites artérioles dans lesquelles la poussée du sang est moindre, puis les plus grosses et enfin les troncs artériels eux-mêmes. La suppression de la pénétration du sang devrait se traduire par la cessation des pulsations dans le mano-mètre.

En fait, on n'obtient pas complètement la suppression des pulsations, ce qui tient à ce que l'artère brachiale qui elle n'étant pas comprimée, ébranle suffisamment à chacune de ses diastoles les parties molles situées au-dessous d'elle, pour qu'il se produise une sorte de pulsation. On est donc dans l'embarras pour savoir exactement à quel moment il y a suppression du cours du sang dans l'avant-bras. Ce grand inconvénient joint aux difficultés d'application du manchon est cause sans doute que l'appareil de M. Marey n'est pas entré dans le domaine de la clinique.

Plus récemment, afin de rendre l'instrument plus portatif, M. Marey en a réduit les dimensions et l'a appliqué au pouce seulement, mais les pulsations fournies par cet instrument sont trop faibles. Aussi, M. Marey, peu de temps après en avoir fait connaître l'emploi[1], a cessé d'en faire usage.

[1] *Comptes-rendus.* 1878.

FIN

LYON. — IMPRIMERIE PITRAT AINÉ, RUE GENTIL, 4.

www.ingramcontent.com/pod-product-compliance
Ingram Content Group UK Ltd.
Pitfield, Milton Keynes, MK11 3LW, UK
UKHW021717130726
13696UKWH00004B/1885